前　言

中医红外热成像是指在中医理论指导下，通过特制仪器敏感地接收人体体表所散发的热辐射，并通过光电转换、电信号处理等手段，将人体的温度分布图像转换成视频图像，以表达人体表面的热源分布、深度、强度、形态及走势，从而全面、真实、客观、动态地反映出人体代谢所表达的整体健康状况的一项非接触性的快速测温技术。

《中医红外热成像技术规范·摄像环境》（以下简称《规范》）的编写和发布，对于规范中医红外热成像摄像环境、相关概念以及保障其实施有着重要的指导意义。适于中医红外热成像环境检测者和被检测者在检测过程中参考。

本《规范》根据 GB/T 1.1—2009《标准化工作导则 第 1 部分：标准的结构和编写》编制。

本《规范》由中华中医药学会审定并发布。

本《规范》由中和亚健康服务中心和中华中医药学会亚健康分会提出、起草并组织实施。归口。

本《规范》主要起草单位：中和亚健康服务中心。

本《规范》主要起草人：孙涛、朱嵘、王超、余葱葱、吴士明、樊新荣、马文杰、李洪娟、范铁兵、丁松屹、王中博、孙军刚、虞书、王燕申、张冀东、罗云、朱夜明。

本《规范》为首次发布。

引　言

　　《中医红外热成像技术规范·摄像环境》（以下简称《规范》）是根据红外热成像原理，采用非接触方式测量人体表面温度的医用电子红外成像系统正常工作情况下，所处室内条件（包括温度、湿度、光线、通风、地板材料、背景颜色、墙体涂料、空间大小、办公家具颜色、电磁兼容性要求）的总和。利用红外热成像摄像装置，结合动物实验及人体舒适度实验研究，制定出标准化摄像环境条件，能够为红外热成像技术在医学临床人体的应用提供规范环境，有利于为疾病早期发现和亚健康状态的检测评估提供基础条件。摄像环境的实施者为专业设备使用医学机构及相关安装设计和室内建造机构。红外热成像技术的使用者为红外热成像摄像技能培训考核合格的红外热成像摄像专业人员，服务对象为广大民众，包括健康人群、亚健康人群和疾病人群。

　　本《规范》是我国用于指导和规范中医红外热成像摄像技术开展的规范性文件。编写和颁布本《规范》的目的在于为目前众多医院和相关机构开展人体红外热成像技术，厂家生产中医热成像设备，建造机构设计实施红外线环境提供一个标准，使日趋盛行的中医红外热成像摄像技术的实施环境更加规范化、更具安全性，从而使之更好地为广大民众的健康服务。

　　本《规范》是国家中医药管理局中医药标准化项目，于2013年6月正式立项。2013年7月，中和亚健康服务中心在北京成立《规范》编写委员会，组成如下：主任委员孙涛，副主任委员王超、王广全、吴士明、樊新荣、朱嵘、黄平。编写人员（按姓氏笔画排序）：丁松屹、于文、马文杰、王广全、王中博、王政研、王维维、王超、王燕申、冯潇斐、匡小霞、朱夜明、朱惠、朱嵘、孙小莹、孙军刚、麦方永、李洪娟、李桃、杨晓虹、吴士明、余葱葱、谷方均、张冬梅、张成明、张冀东、范铁兵、罗云、周丽娟、贺玮苇、郭建、郭烨、唐艳华、黄平、黄祖波、彭小莉、彭柳、虞书、谭佳佳、樊新荣。编写委员会设计论证了《规范》整体框架，并组织编撰《规范》部分作为样稿，对编写体例、内容、时间安排和编写过程中可能出现的问题进行了讨论。2014年3月，《规范》初稿完成并提请红外热成像研究专家审定。2014年6月，中和亚健康服务中心组织召开《规范》编撰讨论会，每一具体规范以权威专家为核心形成编写团队，并广泛听取相关学科专家意见，集体讨论后确定。2014年9月，国家中医药管理局政策法规与监督司在北京组织了由中和亚健康服务中心等单位完成的中医药标准化项目"中医红外热成像技术规范·摄像环境"项目结题验收会。根据验收会议精神，编写委员会在综合专家建议的基础上对部分内容进行了进一步实验、讨论和修改，并最后定稿。

　　付强、张新曼、谢胜、李顺月、赵燕平、纪云西、高昕妍等专家对本《规范》进行了审定并提出宝贵意见，四川省中西医结合医院在本《规范》的编写过程中给予了大力支持，在此一并表示感谢！

1 范围

本《规范》规定了中医红外热成像摄像环境的术语、定义和指导原则及指标参数等要求。

本《规范》适用于红外热成像设备用于人体摄像的使用单位,指导设计红外热成像设备安装、室内建造和使用。

2 规范性引用文件

本《规范》中引用的文件对本《规范》的应用是必不可少的。凡是注日期的引用文件,仅所注日期的版本适用于本文件。凡是不注日期的引用文件,其最新版本(包括所有的修改单)适用本文件。

GB/T 3181—2008《漆膜颜色标准》

GB/T 9756—2009《合成树脂乳液内墙涂料》

GB/T 18883—2002《室内空气质量标准》

GB 28476—2012《地毯使用说明及标志》

YY 0505—2012《医用电气设备第1～2部分:安全通用要求并列标准:电磁兼容要求和试验》

3 术语和定义

下列术语和定义适用于本文件。

3.1

中医红外热成像摄像环境 Chinese medical infrared camera environment

根据中医红外热成像原理,采用非接触方式测量人体表面温度的医用电子红外成像系统正常工作情况下,所处室内环境条件(包括温度、湿度、光线、通风、地板材料、背景颜色、墙体涂料、空间大小、办公家具颜色、电磁兼容性要求)的总和。

注:不包括室内装饰使用的材料和设备。

3.2

室内温度 Indoor temperature

室内温度指人体和红外热成像设备所在的室内平均温度,能反映室内平均温度对人体生理影响的程度。

注:本定义适用于红外线热成像条件下人体摄像的室内温度参数。

3.3

室内湿度 Indoor humidity

室内湿度指人体和红外热成像设备所在室内环境的相对湿度,能反应室内相对平均湿度,即空气中实际水汽压与当时气温下的饱和水汽压之比的百分数(取整数)。

注:本定义适用于红外线热成像条件下人体摄像的室内湿度参数。

3.4

室内通风 Indoor air ventilation

室内通风指人体和红外热成像设备所在室内空气与室外空气的交换,能够降低室内空气污染,改善室内空气质量。

注:本定义适用于红外线热成像条件下人体摄像的室内通气参数。

3.5

室内光线 Indoor light

室内光线指人体和红外热成像设备所在的室内,采用人工光源进行照明,避免外界光线的干扰。

注:本定义适用于红外线热成像条件下人体摄像的室内光线参数。

3.6

室内背景颜色 Indoor background color

室内背景颜色指人体和设备所在室内的墙面粉刷的背景颜色,墙体背景颜色宜选用白色、黑色、米色、杏黄色、驼色、淡蓝色。

> 注：本定义适用于红外线热成像条件下人体摄像的室内墙体表面颜色的黑色背景（漆膜和室内空气质量应符合
> GB/T 3181—2008、GB/T 18883—2002）。

3.7

室内地面材料 Indoor ground material

室内地面材料指人体和红外热成像设备所在室内的地面铺设的材料。

> 注1：地面装饰材料宜选用木地板、地毯、地砖、天然石材、塑料地板。
> 注2：本定义适用于红外线热成像条件下的室内地面直接接触人体的地毯材料（地毯和室内空气质量应符合
> GB/T 28476—2012、GB/T 18883—2002）。

3.8

室内墙体涂料 Indoor paint walls

室内墙体涂料指人体和红外热成像设备所在室内涂于墙体表面的固态涂膜的一类液体或固体材料，具有保护、装饰或特殊性能（如绝缘、耐高温、耐寒、防腐、标志等）的作用。

> 注：本定义适用于红外线热成像条件下人体摄像室内墙体表面的乳胶漆（乳胶漆质量和室内空气质量应符合
> GB/T 9756—2009、GB/T 18883—2002）。

3.9

室内空间大小 Indoor space

室内空间大小指人体和红外热成像设备所在室内具体数量规定的认识对象，是有长、宽、高三维规定的空间体。

> 注：本定义适用于红外线热成像条件下完成人体摄像所需的室内空间参数。

3.10

室内办公家具颜色 Indoor office furniture color

室内办公家具颜色指人体和红外热成像设备所在室内的办公家具的颜色，背景颜色宜选用白色、黑色、杏黄色、棕红色。

> 注：本定义适用于红外线热成像条件下人体摄像的室内办公家具表面颜色的黑色背景（漆膜和室内空气质量应符合 GB/T 3181—2008、GB/T 18883—2002）。

3.11

电磁兼容性 electromagnetic compatibility

电磁兼容性指设备或系统在其电磁环境中符合要求运行并不对其环境中的任何设备产生无法忍受的电磁干扰的能力。

> 注：本定义适用于红外线热成像条件下人体摄像室内所需的电气设备（电气设备应符合 YY0505—2012）。

4 指导原则

4.1 规范的原则

规定红外线热成像摄像环境的设计者和建造机构应遵循的要求。

4.2 安全的原则

环境实施后用户应该验证本《规范》规定的各项要求得到满足且能安全地操作。

4.3 有效的原则

摄像后，专员应对其准确率进行评估，以确保热成像的有效性。

5 环境指标参数

5.1 室内环境温度参数和要求

本项采用黑体温度（标准温度）法，以摄氏温度计测定的室内环境温度参数值：24℃±2℃。

5.2 室内湿度参数

本项采用干湿球法，以相对湿度查算表为标准，以相对湿度计测定的室内环境相对湿度参数：

40% ~60% 。

5.3 室内通风要求

顶部一侧送风，对侧底部出风，排风必须与送风连锁，排风先于送风开启，后于送风关闭。室内空气应符合 GB/T 18883—2002。

产风设备（空调等）远离受检测人，避免空气流正对目标区域，检测时应暂时停止空调等变温系统工作，避免温度、气流变化对检测结果的干扰。

5.4 室内光线要求

室内无强透光玻璃，最好无窗；若有窗应安装避光效果较好的窗帘。

室内照明采用冷光源，冷光源使用数量不超过 4 盏，功率不超过 100 W，光照强度为 100 ~200 Lx。冷光源应远离被检测人和中医红外热成像设备，且不能处于被检测人和中医红外热成像设备之间。

5.5 室内背景颜色要求

本项采用对照法，黑色背景应符合 GB/T 3181—2008 中黑色标准的规定。

5.6 室内地面材料要求

本项采用观察法，选定的地毯材料应符合以下规定：

地毯表层质量应符合以下规定：地毯固定牢固，毯面平挺不起皱，不翘边，拼缝处对花对线拼接密实平整，不显露拼缝，绒面毛顺光一致；收边合理，表面干净，无油污染物。

地毯同其他地面交接处和收口质量应符合下列规定：地毯同其他地面交接收口应顺直、压紧、压实。

地毯颜色规定：黑色应符合 GB/T 3181—2008 中黑色标准的规定。

5.7 室内墙体涂料要求

本项采用观察法，选定的乳胶漆材料以 GB/T 9756—2009 为标准，其颜色应符合 GB/T 3181—2008 中黑色标准的规定，并应符合表 1 规定。

表 1

项目	墙体及天花	腻子	底漆
标准	1. 表面平整，灯光照射无明显凹凸感 2. 无开裂、空鼓 3. 阴阳角平直，无明显凹凸，棱角分明 4. 含水率 <12% 5. pH 值 <10	1. 腻子刮涂平整，灯光照射无明显凹凸不平 2. 无掉粉、开裂、空鼓 3. 阴阳角平直，无明显凹凸，棱角分明	1. 刷涂均匀，无漏刷 2. 打磨后漆膜平整、光滑，无粗糙感 3. 补刮腻子后补刷底漆

5.8 室内空间大小参数

本项采用测距法，房屋入口处宽度不小于 1.0 m，室内空间的长度、宽度、高度应符合 4.0 m × 4.0 m × 2.8 m；若使用短焦距热像仪，摄像空间应符合 2.2 m × 2.0 m × 2.8 m。

5.9 室内办公家具颜色要求

本项采用观察法，办公家具颜色规定：黑色应符合 GB/T 3181—2008 中黑色标准的规定。

5.10 电磁兼容性要求

室内电气设备应符合 YY 0505—2012 的规定，并远离 CT、B 超、X 光机、MRI 等易产生强烈电磁干扰的医疗电气设备。